TERCEIRO ATO

Clévia Westphalen

CB126526

Editora Verso

Editora InVerso

® 2019. Editora Inverso

R. Doutor Goulin, 1523 Alto da Glória
CEP 80040-280 Curitiba-PR
(41) 3254-1616 e (41) 3558-8001
editorainverso@editorainverso.com.br
www.editorainverso.com.br
Facebook.com/editorainverso
Instagram @editorainverso

COORDENAÇÃO EDITORIAL
Cristina Jones
Editora InVerso

CAPA, PROJETO GRÁFICO E ARTE-FINAL
Adriane Baldini

REVISÃO
Carlos W. Jorge

DADOS INTERNACIONAIS DE CATALOGAÇÃO NA PUBLICAÇÃO (CIP)
Mona Youssef Hammoud – CRB/ 9ª 1393

H327t

HARTENTHAL, Clévia Westphalen von. **Terceiro ato.**
Curitiba: InVerso, 2019.
108 p. 15 x 21cm PTBR

ISBN: 978-85-5540-229-6

1. Literatura brasileira 2. Terceira idade 3. Recomeço
4. Cotidiano I. Título

CDD. B869

Literatura brasileira: B869 Terceira idade: 808.5

Ao adquirir um livro, você está remunerando o trabalho de escritores, diagramadores, ilustradores, revisores, livreiros e mais uma série de profissionais responsáveis por transformar ideias em realidade e trazê-las até você. **Todos os direitos reservados.** É proibida a reprodução total ou parcial de qualquer forma ou por qualquer meio. A violação de direitos do autor (Lei 9.610/98) é crime estabelecido pelo artigo 184 do Código Penal.

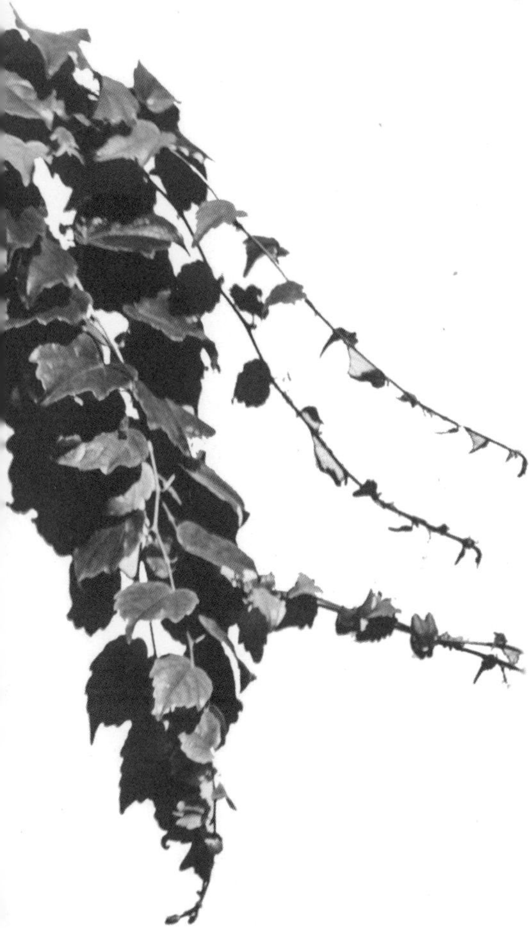

Para Mariana, Francisco e Carolina.

E para Antonia.

Eu escrevo sem esperança de que o que escrevo altere qualquer coisa.

Não altera em nada...

Porque no fundo a gente não está querendo alterar as coisas. A gente está querendo desabrochar de um modo ou de outro.

Clarice Lispector

ABRAM AS CORTINAS

Uma crise inesperada e profunda desfez o roteiro que a orientava. Foi preciso rever passado, presente e futuro em uma idade em que, dizem, estamos presos aos papéis assumidos. Incontornável, a situação impôs a necessidade de traçar outra história, e ela encontrou no sonho guardado da escrita uma ferramenta para ordenar pensamentos e repartir incertezas.

Desprovida do itinerário original, improvisou a princípio, seguindo em frente sem tempo para ensaio. Ela, que por tanto tempo se atarefou nas coxias, tomou o palco e espantou-se com a força da própria voz. Protagonista de uma nova história, encarou de frente a plateia.

Eis que surge outra surpresa, esta das boas: a estreia do primeiro livro. Os textos reunidos em Terceiro Ato examinam o cotidiano, recordam memórias e provocam questionamentos. Nenhum assunto ou ocorrência — o menino que não se interessa por doces finos e insossos, uma encomenda de mil rolhas, pedaços de conversas alheias — é indigno de atenção. O olhar da escritora ilumina o significado escondido das coisas, invisível aos desatentos. Na direção de uma narrativa madura, ela sabe o valor do que tem a dizer. Nós, leitores, também sabemos.

Mariana W. von Hartenthal

SUMÁRIO

DAS LEGITIMIDADES

Quando me lastreio, como faço agora por necessidade e correção de rota, me socorro de mim. Ciente dos meus recursos, faço um caldo de cozimento brando, reduzo, decanto e decido o próximo passo. É tempo de seguir devagar, sem enfrentamentos. A velhice — não tenho pudores de usar a palavra certa — é tempo de relações legítimas, de clareza, de escolhas que nos façam bem, de profundo amor-próprio. É tempo de lealdade e confiança.

UM POUCO DE MEU PAI

Meu pai foi um homem correto e bom. Eu tinha trinta e um anos quando ele se foi, e fiquei numa orfandade doída e sem medida. Era meu amigo, meu cúmplice e meu exemplo. Me ensinou a gostar de livros e de vinho, e lembro que, já sem ele, ao ver cálices expostos em uma loja, senti um aperto no peito que me tirou o ar. Única filha com três irmãos, penso que ele deveria ter sido um pouco menos rígido comigo, mas, considerando a época e o lugar de onde vim, meu pai seguiu a cartilha vigente.

Nos conflitos e embates adolescentes que tínhamos em casa, ele, sempre mediador, insistia em afirmar que é possível lidar com as pessoas e conciliar diferenças. Todos têm, dizia ele, um lado certo para chegar, e o desafio era descobrir como. Mais tarde, já maduro, ele reavaliou esse conceito e me confidenciou, meio em segredo, que "tem aqueles que não têm jeito: não tem acerto e não tem conversa". E então, como a gente faz? Ah, dizia ele, quando não tem jeito, não insista. Desista.

Hoje, quando tenho mais idade do que ele tinha quando o perdi, percebo o quanto ainda aprendo com o que tive de exemplo, muito mais do que de discurso, e de quanto era simples e bom estar em sua companhia.

DE ROSAS E ROLHAS

Das mil rosas roubadas que Cazuza usou para se desculpar das mentiras e mancadas no ato exagerado que nomeia a música, meu pensamento sempre vai para a ocasião em que meu pai estacionou na garagem de casa, à hora do almoço, e retirou um volume enorme do porta-malas. Sorridente, me disse: "adivinha o que é isto?" Pela facilidade com que ele ergueu o pacotão dava para saber que a coisa era leve. Nem deu tempo para responder nada, porque ele declarou, exultante: "Comprei mil rolhas!"

Foi um tempo em que ele andava às voltas com a construção de uma adega rústica, com nichos revestidos de isopor, e paredes e piso de cimento, erguida fora da casa, e que funcionou muito bem. Tinha um termômetro que oscilava entre 13 e 14 graus numa região de verões escaldantes e invernos muito frios. Difícil foi convencer minha mãe da necessidade de tanta rolha. É que — ele explicava — o padre da

Tifa das Cobras me disse que o vinho deles promete, porque choveu quando devia e não choveu quando não precisava, de modos que a uva ficou supimpa, e isso e aquilo, e eu reservei o excedente. Coisa pouca, comprei só quinhentas garrafas. A essa altura a coisa pegou fogo. Minha mãe ficou furiosa. Ela gostava de padres na missa, rezando e repartindo o pão, e meu pai gostava de padres fora da missa, dividindo o vinho.

Não me lembro de como a discussão terminou, mas eles ficaram uns dias sem se falar, pelo menos na nossa frente. Depois de um tempo, ele montou uma linha de engarrafamento na mesa grande da churrasqueira. Depois de engarrafada e arrolhada, cada garrafa era mergulhada na cera derretida para vedá-la, e só então colocada na adega para maturar. Fui convocada para ajudar e achei divertido. Só não gostei das mil abelhas que vieram reivindicar a cera que lhes pertencia, e me lembro de que com elas a negociação foi um pouco mais difícil do que com a minha mãe.

Bebemos muito daquele vinho, em domingos ensolarados de churrasco e riso. A mim cabia o privilégio de atirar de costas e quebrar o cálice vazio nas brasas da churrasqueira, "para dar sorte". Minha mãe ia e vinha com doces de figo, ambrosia e cubos brilhantes de abóbora, excelentes, como nunca fiz igual.

Hoje acredito que a sorte se dava ali, naquele momento. E que também tiveram sorte as pessoas que resgataram as garrafas que um dia boiariam nas águas do Rio Itajaí, que encheu tanto que levou os vinhos e levou meu pai.

A MENINA E AS GALINHAS

A menina observa, atenta, o trabalho do homem que veio para cortar a asa das galinhas que tentam voar para fora do terreno onde fica o galinheiro. Ele segura a galinha firmemente sobre o cepo de cortar lenha e, com uma machadinha, dá um único golpe na asa esquerda da ave. Em seguida, solta aquela no galinheiro e, hábil, pega outra, e repete o procedimento até que não sobre nenhuma sem a asa cortada. Espalhafatosas e barulhentas como são as galinhas, elas tentam um voo desesperado e desequilibrado por duas, três vezes e se esborracham no chão. De repente desistem e passam, calmamente, a catar minhocas como se nada tivesse acontecido. A menina aprende que, para voar, é necessário ter equilíbrio.

Da menina também cortaram as asas, as duas, com a melhor das intenções — este pecado disfarçado de bom moço, tão abrangente que só se apresenta no plural. Para que ela não corresse riscos de se machucar e ficasse bem presa e segura ao chão. A menina aprende que, para voar, é necessário ter asas.

Como as galinhas, a menina tenta dois ou três voos com os cotos que ficaram, mas não consegue sair do chão. E são atentos os cortadores de asas, de galinhas ou de meninas. A cada ameaça de voo solo, elas são devidamente aparadas.

Com o tempo, as galinhas vão pra panela e a menina vai fazendo o que se espera dela, até que um dia percebe que aquilo tudo já não tem valia, perdeu o significado, transformara-se em um estorvo. E a mulher aprende que precisa de asas para seguir.

Resgata em si aquelas que sempre foram suas, sacode a poeira e testa-lhes a capacidade. Fontes seguras me informaram que ela está aprendendo, e dizem até que tem voado cada vez mais alto. E eu fico muito feliz por ela.

AGOSTO

De agosto me lembro dos ventos, naqueles dias em que as brincadeiras tinham época certa. Agosto era mês de pandorgas. Para mim durou dos onze, quando ainda temos um pé na infância, até os treze ou catorze anos, quando a meninada, já toda crescida, usava a brincadeira como pretexto para se encontrar. Eram os começos das primeiras paqueras, das paixonites agudas que duravam uma semana. Precisávamos de um motivo muito bem explicado para sair de casa e jogar conversa fora com os meninos, dois, três anos mais velhos.

Não lembro o nome do papel que usávamos. Era brilhante e fino e colava bem. Fervíamos araruta e água, o que resultava numa cola transparente que grudava tudo. Era mais garantida que a goma arábica que ainda existe nos correios naqueles potes de vidro com um pincel preso na tampa. A estrutura que fixava o papel tinha que ser de madeira fina e flexível, e o ideal era o bambu. Na minha casa tínhamos rolôs de bambu, persianas que ficavam atrás das cortinas de tecido para protegê-las do pó e escurecer o ambiente. Não era coisa de ficar à mostra, numa região onde a madeira abundante era a maior riqueza. Hoje esses rolôs são caros e continuam lindos.

Para mim as persianas eram uma vantagem e tanto. Consegui respeito entre a meninada porque as pandorgas que eu fazia subiam bem, retas, impávidas, por conta da excelente estrutura de bambu que as deixava leves e robustas. Uma arte. Para conseguir o material, eu afrouxava o barbante fino e forte que unia as varetas das persianas da sala e as puxava com cuidado para não as quebrar, enquanto torcia, desesperadamente, para que a minha mãe não descobrisse. Com a lógica própria da idade, achava que se eu tirasse aqui e ali, em cima e mais embaixo, um dia de uma, outro de outra, ficaria mais difícil para minha mãe perceber. O fato é que estraguei todas, até que ela descobriu, mas isso é outra história.

Um dos meninos mais velhos, habilidoso na marcenaria, me deu de presente uma carretilha grande, de manivela firme e madeira avermelhada, lixada e linda, que abasteci de linha número 10 e que expandiu meus limites de céu. Foi um dos melhores presentes que ganhei na vida, não só pela evidente praticidade da engenhoca, mas pela distinção de ter sido escolhida para usar uma ferramenta que só os meninos possuíam. Foi maravilhoso me sentir uma igual.

Minha pandorga subia até eu perdê-la de vista, e então eu a recolhia e ela começava a aparecer como um pontinho preto que eu reconhecia; e ela vinha vindo, elegante, balançando a rabiola de argolas engatadas umas nas outras, numa corrente colorida.

Escrevendo o texto que os ventos deste agosto me trouxeram à lembrança, me dou conta de que nunca me esqueci desses momentos, não tanto pela habilidade que tinha de confeccionar e empinar pandorgas, e nem pela destruição das persianas da minha casa. O que me invade é a memória do que senti ao receber o presente que me colocava em pé de igualdade com os meninos empinadores de pipa.

COMO A MINHA AVÓ VIROU UM FURACÃO

Minha avó era alta, magra e austera. Quando meu avô desistiu de tudo, ela se viu viúva com seis filhos, o mais velho por volta dos dez anos. Mal entrara nos trinta numa época em que à mulher cabia obedecer ao pai ou marido, e na falta deles, ao parente homem mais próximo. Criou os filhos com a ajuda da família. Depois, com os filhos casados, ela passava temporadas com um e com outro. Morava mais tempo conosco, e me lembro dela às voltas com lãs e linhas, a tecer colchas e toalhas de crochê numa demanda que me parecia eterna. Costurava bem. Também plantava ervilhas. Lembro de abrir as favas e as comer cruas na horta. Nesses tempos de comida saudável não consigo imaginar nada mais orgânico do que aquilo. E plantava aipim, milho e flor. Precisei de muitos anos para entender o privilégio que era comer a sua moranga com açúcar mascavo servida com costeletas de porco.

Aprendeu a falar, a ler e a escrever em alemão, em paralelo ao português até que, nos tempos da Segunda Guerra, nunca mais falou alemão, língua que não ensinou aos filhos, e por consequência aos netos, e perdemos todos. Adolescente, estudei por uns tempos, mas não levei a sério, achei difícil. Mas minha avó me confiou os cadernos que preservara de sua meninice, escritos a nanquim com letras góticas desenhadas com beleza e arte, e a minha pouca idade não permitiu que eu entendesse a dimensão do gesto e a importância que tinham aqueles escritos.

Mas foi com ela, com minha avó que não desperdiçava nada, nem risos, nem lágrimas, que construí a primeira relação de cumplicidade. Numa das vezes em que voltou, veio com uma novidade. Aprendera a fumar com um tio meu, o que criou uma encrenca enorme lá em casa. Minha mãe não suportava o cheiro e minha avó decidiu fumar escondido, em um ato de rebeldia tardia. Vigiadas que éramos, ela por causa do cigarro, e eu por causa de tudo um pouco, nos unimos para enfrentar o inimigo comum. Eu comprava o cigarro e, antes de entrar em casa, jogava o maço para dentro do quarto dela, de maneira que ela não saía para comprá-los, mas fumava. Não se conheciam os malefícios do tabaco, ou não eram divulgados. Resisti à pressão da minha mãe que queria saber quem a abastecia, e me fez muito bem aquela transgressão que me conectava à minha avó. Foi ali que aprendi sobre confiança e lealdade. Cumplicidades são construções delicadas e preciosas que acontecem poucas vezes na vida.

Contida e discreta, minha avó jamais lembraria um furacão como aquele que devastou o Caribe. Mas seu nome era Irma.

NÃO NEM NADA

Atualmente ando interessada nas monossílabas. Gosto de som, dom, de tom e do Tom; do com que agrega, do sem que exclui dissabores e do cem que multiplica riqueza. Mas é o não a mais interessante das palavrinhas pequenas, porque, além de outras coisas, pode querer dizer sim, quando aparece em três negativas seguidas, como em Não Nem Nada! A expressão de enfática concordância, comum na região onde nasci, me lembra um dentista famoso na cidade. Sempre de terno de linho branco, bom sujeito, amante da boemia, bom de copo e de papo, usava tanto a expressão que ela se tornou sua marca, e o apelido ficou maior que o nome. Nem sei como se chamava o Não Nem Nada. Morreu numa Quarta-Feira de Cinzas, numa deferência toda especial dela, a ceifadora de almas, que esperou que ele brincasse o carnaval.

FESTA DE SÃO JOÃO

De festas juninas, lembro das de São João, padroeiro da minha cidade natal. Era um evento de grandes proporções que movimentava a cidade inteira e as outras em volta. Funcionava assim: casais de festeiros eram convocados pelo padre para fazer a novena com bingo e ajantarado caprichado. Lembro do churrasco, servido numa placa de funilha, acompanhado de pão e maionese, que fazia um sucesso danado. E o que dizer da galinha com polenta? Do pirão com linguiça? Que bom que era! O dinheiro arrecadado se juntava ao resultado das rifas que agitavam a cidade. Todo mundo comprava. O primeiro prêmio era um automóvel zero quilômetro. A novena terminava um dia antes da festa. Meia-noite do dia 23 era acesa a enorme fogueira, e a honra de riscar o fósforo era de quem a arrematasse em um "quem dá mais" aguerrido. Meu pai nos acordava, a mim e ao meu irmão, que, rostos grudados na janela do quarto, víamos o clarão da fogueira que iluminava tudo.

Finalmente, no dia 24, a festa acontecia nas muitas barraquinhas montadas no pátio da igreja e no terreno do colégio dos padres. Tinha de tudo. Ganhávamos roupa de festa em três ocasiões: Natal, Páscoa e São João. Quem foi menina naquela época certamente se recorda da saia plissada e do conjuntinho de Ban Lon que todas ganhamos para fazer bonito numa Festa de São João.

Não sei como são as festas agora. Mudou muita coisa de lá pra cá. Rifas são proibidas, mas sempre dá pra organizar uma Ação entre Amigos. O conjuntinho virou twin set, que já nem se usa, e Ban Lon é poliéster ou similares. Funilha não mudou de nome: deixou de existir. Fogueiras daquele porte não são mais bem vistas.

A PORTA AMARELA

A porta do banheiro da nossa casa era amarela. Meu pai repetia como um mantra, todas as noites antes de irmos dormir: "Passou pela porta amarela?"

Ao abrir a janela do banheiro dávamos de cara com a cisterna instalada junto à parede. Ele mandou construí-la para recolher água da chuva, pois entendia que a água era um bem precioso e que devíamos poupá-la. Eu tinha uns doze anos quando ela ficou pronta, e não achava estranho o fato de termos uma cisterna onde um cascudo, peixe de água doce, tinha a função de manter o reservatório limpo de limo e de insetos. A água coletada era usada para molhar flores e grama, lavar calçadas, umedecer as roupas que alvejavam ao sol. Era cheia de engenharias, a nossa cisterna. A torneira era rosqueada para permitir o engate da mangueira e, quando chovia muito, a calha instalada no alto do tanque expelia na calçada o excesso de água captada pelas calhas do telhado. Ainda me lembro do murmúrio da água nas noites de chuva branda que eu ouvia como se fosse uma canção de ninar.

Na prateleira do banheiro ficou guardado, durante anos, um pote de vidro alto e fino com tampa inoxidável e cheia de retorcidos que me deixava fascinada. Continha um excelente azeite português, presente da minha avó, mãe de meu pai, portuguesa chegada a azeites e bacalhaus e que nunca soube que ele, embora gostasse de peixe, não suportava, do azeite e do bacalhau, nem o cheiro. Isso não o impedia de, ao chegarmos à casa dela, nas visitas das férias de julho, repetir o bacalhau feito em sua homenagem. Dizia que a mãe da gente não deve saber que não gostamos de algo que ela nos prepara.

Aquele litro de azeite nunca consumido desapareceu depois de muito tempo, e lembrei-me dele porque sempre achei normalíssimo ter um litro de azeite no banheiro e uma cisterna com peixe na casa em que morei até adulta.

Assim como "o inferno são os outros", da fala de Sartre, os esquisitos nunca somos nós.

VISITA AO CEMITÉRIO

Na entrada da cidade já se avista o cemitério, situado no alto do morro batizado com o sugestivo nome de Ladeira da Eternidade. Faz sentido e é bonito, pensei, porque quem descansa no alto já está mais perto do céu. Estacionei na entrada, em frente ao prédio da administração, onde ficam os livros com os registros dos que estão sepultados.

Munida de uma braçada de dálias — alaranjadas, dobradas, vermelhas, rosadas — comecei a subida, quando um funcionário do cemitério me advertiu: dona, não pode colocar flores com água por causa da dengue. Só flor de plástico ou de pano. A senhora é daqui?, perguntou, esticando o olho para a placa do carro.

Larguei as flores, conformada. Vale a intenção, pensei. Dos rituais que criamos para dar significâncias à existência, nenhum é mais legítimo na intenção do que o ato de levar flores aos mortos. Vou até o túmulo dos meus sem flor, então. Retomei a subida, certa de que localizaria o lugar. Sentia o sol a me queimar o rosto e o olhar dos três a me queimar as costas. Sabia que ficava perto da rua principal, acima da cruz, do lado esquerdo.

Andei, procurei, subi, desci, fui para a direita, voltei para a esquerda. Desisti.

Ao descer, vi que os funcionários continuavam de olho pregado em mim. Dia calmo, nenhum enterro, os coveiros estavam à toa. Achou?, perguntou o mais falante. Não, não sei, mudou muito. Ah, a senhora sabe o dia do enterro do último parente? Sei, disse. É fácil, a gente procura no livro. Pelo menos dentro do escritório havia uma sombra benfazeja. Informei a data e eis que o sujeito grita: A senhora é parente do fulano? E do sicrano? Sim, sou irmã deles. Ah, meu Deus do Céu, eu conheci a tua família! Intimidade instalada de imediato, acabara a curiosidade que a placa de fora despertara. Eu te levo lá, sei onde fica. Nossa Senhora! Eita família que se acabou! Morreu tudo! Afirmo que não, afinal eu estou viva, e tenho um irmão vivo também.

Subimos, ele falando sem parar, insistindo na desgraceira das mortes dos meus, até que chegamos, e o moço, num repente de respeito, disse que me deixaria sozinha pra rezar um pouco. Agradeci. Ele se afastou uns três ou quatro passos, voltou-se e perguntou: vem cá, não vais me perguntar como eu conheço todo mundo, teu pai, tua mãe, teus irmãos? Acho que você vai me contar de qualquer jeito, respondi. Ele, abrindo um sorriso largo: eu era jardineiro na casa de vocês! Tua mãe me contratou quando o fulano (jardineiro famoso na cidade) começou a cobrar muito caro. Também fui jardineiro do teu tio. Nossa Senhora! E aquele teu primo, hein?

METENDO A COLHER

Tinha uns sete anos quando fomos a Blumenau, meus pais e eu. Era meio de semana e eu faltei à escola sem estar doente. Não me disseram o que íamos fazer lá e nem me interessava saber. Sentada atrás, eu escorregava de lá pra cá no banco, todinho meu. Quem tem irmãos sabe o isso significa.

Chegamos perto do meio-dia. Passamos na casa da filha de um vizinho e fomos todos almoçar na churrascaria da família da moça. Ela tinha dois filhos pequenos, mais novos do que eu. O marido nos recebeu no restaurante e desculpou-se, brincando que ele não estava em horário de almoço. Fazia pouco tempo que tinham comprado o restaurante e ele recepcionava a clientela. Afirmando que o gado engorda com o olho do dono, foi trabalhar.

Tenho viva lembrança das cadeiras com assento de palha e das mesas com toalhas brancas, da luz do sol entrando pelas janelas altas de esquadria de madeira.

Lembro do guaraná que ganhei só pra mim. As duas crianças permaneciam caladas, olhar baixo. Terminada a refeição, nos despedimos do proprietário e fomos embora.

Sentei na frente, entre os meus pais, naqueles bancos inteiros que tinham os carros daquele tempo, um Oldsmobile grandalhão e bege. A moça e as crianças acomodaram-se atrás. Porém não os deixamos em casa; eles seguiram conosco na volta. Ninguém falava muito. Estávamos no meio do trajeto quando desabou uma tempestade que não nos permitiu continuar. Pernoitamos em um hotel de uma cidadezinha perto da rodovia. Não tínhamos bagagem, nenhuma sacola com muda de roupa. Eram tempos de estrada estreita, sem asfalto e ladeando o rio. Ainda hoje é assim.

De manhã seguimos. Deixamos a moça e os filhos na casa dos pais dela e partimos para a nossa. Lembro bem do casal, escondendo lágrimas e agradecendo muito. As pessoas daquela época eram contidas e escondiam as emoções.

Conto isso porque o que fomos fazer em Blumenau foi, a pedido do vizinho, buscar sua filha e netos porque ele não poderia ir. O genro, dono do restaurante, marido da moça e pai dos filhos dela, era um homem violento que batia nela, porque achava que podia e pronto.

Meu pai era uma pessoa que não se metia na vida de ninguém, mas quando o amigo pediu, ele não teve dúvidas. O marido não podia desconfiar de nada, senão todos estaríamos em perigo. Andava armado o homem violento. Daí o plano de nos levar junto, minha mãe e eu.

Essa história tem mais de cinquenta anos e pouca coisa mudou, infelizmente. A mulher que sofre esse tipo de abuso tem que se sentir amparada — pelo Estado, pela família, pelos amigos, pelos vizinhos — para ter coragem de partir. É, sim, assunto nosso.

QUAL A SUA OPINIÃO?

Quando era adolescente, havia na escola a época dos questionários. Sazonal como as estações, gosto de acreditar que surgia com a primavera porque, com as flores, nos ajudava a desabrochar para a vida. Em um caderno comum fazíamos umas quinze perguntas, que eram respondidas pelos colegas, os da sala e os das outras séries do colégio. Iniciativa feminina, o foco era saber das preferências dos meninos. Os questionários serviam de passaporte para os afetos, possibilitavam as primeiras paixonites e nos jogavam no inferno das profundas desilusões amorosas.

Levávamos o caderno para casa e no outro dia o devolvíamos respondido. As perguntas eram inocentes, como preferência de cor, de filmes, de comidas, esportes, quais os livros de que gostava, o que desejava para o futuro. Havia também as questões mais pessoais, se estava "gamado" ou "gamada" em alguém, e se podia dizer quem era, além da última e mais eletrizante pergunta: "já beijou alguém, pode dizer quem?" Como sempre, os adolescentes mais populares eram os mais requisitados, e havia os que nunca eram convidados a responder o questionário de ninguém, um bullying que fazia um estrago danado na autoestima da gente.

Lembrei disso porque perguntei a uma pessoa muito próxima a sua opinião sobre o que faz uma pessoa querer ficar com a outra. A resposta me surpreendeu profundamente, o que me fez perceber o quanto projetamos no outro as nossas convicções. Estranhei a resposta porque supus que ela viria alinhada com os meus próprios conceitos. Entendi mais de mim do que dela, que, afinal, foi coerente. E compreendi que podemos passar a vida inteira sem conhecer as pessoas com quem convivemos.

Nestes tempos em que somos bombardeados noite e dia por milhares de informações contraditórias, em que temos opiniões muitas vezes ferozes sobre tudo, em que todo mundo grita e ninguém escuta, penso que o velho questionário tinha uma característica revolucionária. Aprendíamos a perguntar e nos interessava a opinião dos colegas. Exercitávamos a pergunta, praticávamos a resposta, descobríamos o que nos importava e aprendíamos a construir o adulto que viríamos a ser.

Eram as meninas que faziam o jogo andar, e se não tivéssemos abandonado a prática do questionário, nós, mulheres, evitaríamos sofrimentos e dissabores em todos os tipos de relações que iniciamos e terminamos pela vida. Deveríamos ter mantido o hábito de perguntar e de responder, num passo a passo contínuo que nos manteria próximas de nós. Qual a sua opinião sobre comprometimento? O que considera que seja traição? E sobre lealdade, o que pensa? Como acredita que se constrói confiança?

Atualizando as respostas de velhas perguntas e atentas a novas questões que surgem o tempo todo, teríamos mais discernimento para ficar ou sair, de acordo com o que somos. Conhecendo-nos, não nos confundiríamos com ninguém. Seria mais fácil e muito melhor para todos.

E caberia a mais importante e menos lembrada, a mais desprezada das perguntas: Quais são seus sonhos? O que tem feito para torná-los realidade?

O bom disso tudo é que sempre é tempo de começar.

SÃO MUITOS OS PRAZERES DA MATURIDADE

A mais elementar regra de economia, já dizia meu pai, ensina que o mercado é regulado pela lei inflexível da oferta e da procura. Se adaptarmos esse conceito a nós, os maduros, veremos que a oferta do que dispomos — o tempo — é menor do que a procura do que ainda queremos. O que podemos fazer, numa análise objetiva dos recursos escassos que temos? Um bom começo é perceber o que nos interessa e nos alegra e, como não podemos perder o foco para não desperdiçar nosso ativo precioso, precisamos agir imediatamente na defesa dos nossos interesses. Como começar?

SÃO URGENTES OS PRAZERES DA MATURIDADE

A primeira atitude é parar de nos explicar e nos justificar num esforço inútil de convencer quem quer que seja de que somos corretos e leais. De que somos confiáveis e de que temos um robusto retrospecto de exemplo, de coerência e de decência. Não temos "boas intenções". Somos pessoas boas. Não precisamos provar nada pra ninguém, mas devemos nos tratar com gentileza.

Se for necessário explicar o que fizemos ou deixamos de fazer, estamos nos desperdiçando.

Bons amigos e bons amores não precisam de explicações. São relações de confiança recíproca.

São confortáveis. Dão paz. Trazem alegria.

São equilibrados os prazeres da maturidade.

AMIGO VELHO

Informa a Wikipedia que o Dia do Amigo foi uma ideia do argentino Enrique Ernesto Febbraro. Com a chegada do homem à lua em 20 de julho de 1969, Febbraro enviou cerca de quatro mil cartas para diversos países com a intenção de instituir o Dia do Amigo, pois ele acreditava que a união em torno de um objetivo comum poderia promover o bem de todos. A data foi primeiro estabelecida na Argentina em 1979, e aos poucos foi adotada em outros países. Hoje o dia 20 de julho é o Dia do Amigo em quase todo o mundo. No Brasil comemoramos o Dia do Amigo em 20 de julho e em 18 de abril; não consegui descobrir o motivo.

Idealista, o argentino acreditou nos sentimentos de solidariedade e boa vontade. Mas penso que ele mirou num ponto e acertou em outro. Acredito que o maior mérito da criação do Dia do Amigo seja o resgate do adjetivo "velho". Para muita gente, ser chamado de velho é pior do que um palavrão. A palavra "velho" desqualifica as coisas: trapo velho, chinelo velho, carro velho e por aí vai. Quando nos referimos a pessoas, usamos eufemismos os mais criativos para substituir a palavra "velho". Diz-se que estamos na "melhor idade", na "feliz idade" — não sei o que é pior — ou que temos o "espírito jovem", tolice entre as tolices. Há entre nós os que acreditam e se esforçam e se misturam com os jovens, como se a proximidade com eles fosse suficiente para voltar no tempo e recuperar a juventude passada (não creio que tenha sido perdida).

Mas o amigo, não! Nada tem mais valor, mais significância do que um velho amigo. Aquele de longa data de infância, de juventude é, ao mesmo tempo, um velho amigo e um amigo velho. Aqui o adjetivo é tão valorizado que se desdobra em dois. Velhos amigos são pessoas velhas. São preciosos, por isso são raros.

O significado de "velho" na amizade é de tal importância que dizemos coisas do tipo: "Tenho um velho amigo que, quando nos reencontramos, é tão boa e tão fresca a nossa amizade, que parece que voltamos ao tempo de ontem, como se não tivesse passado nem um dia." E também: "Tenho um novo amigo que, quando nos encontramos, é tão boa e tão fresca a nossa amizade que parece que nos conhecemos a vida inteira."

TERCEIRO ATO

Adentraram em bando e chamaram a atenção do proprietário, que, surpreso em receber um grupo de senhoras em seu bar de cervejas artesanais, encaminhou-as à mesa e explicou como a coisa funcionava. Destacou uma moça para atendê-las, e elas, habituadas que são nesses misteres de botecos e afins, trataram de começar pela degustação das artesanais. As três básicas, Pilsen, Weiss e Pale Ale, não surpreenderam, e a tentativa de harmonizar o amargor do cupuaçu com cerveja resultou numa desarmonia amargurada. Explicou o proprietário que era noite de *Stand-up Comedy* e que o cara era bom e conhecido na cidade.

Então o artista chegou, se apresentou e viu o grupo de senhoras. Não sei se pretendia "tirar onda", mas perguntou a uma delas se toparia participar da apresentação. Era mais ou menos assim: ele contava uma piada e ela tinha que rir, rir muito, e depois rir e bater palmas.

A mulher, artista nata, dava gargalhadas histriônicas e batia palmas entusiasmada, com verve e graça. O bar inteiro ria! Da performance dela, não das piadas do cara. Enquanto isso, as outras espalhavam que se tratava de uma artista de teatro do Rio de Janeiro. Foi o ponto alto do show, o que confirma que quem tem talento rouba a cena, mesmo que seja coadjuvante. Tiraram a maior onda. Já a avaliação do bar foi aquém da esperada.

Aliás, elas já perceberam que ir a lugares onde mulheres mais velhas não costumam ir lhes rende atendimento vip, pelo inusitado. São alegres, abertas, soltas. É uma quebra de costumes que se soma a outros que estamos rompendo todos os dias.

ENCANTAMENTOS POSSÍVEIS

Li um texto, creditado ao jornalista Alexandre Garcia, em que ele conta do encantamento que sentiu quando, menino, viajou de avião pela primeira vez. Falou da emoção da decolagem e de como ficou maravilhado quando, atravessadas as nuvens, o sol surgiu no horizonte. Depois de centenas de voos e muitos anos passados, só o que ele queria era descer do avião o mais rápido possível. Nunca mais se sentou na janela ou olhou por ela. Não queria perder tempo, e levantava assim que o desembarque era permitido. Contou que, num último voo de Curitiba para São Paulo, uma sexta-feira, ficou com o único assento vago, atrás, na janela. Tarde chuvosa, passadas as nuvens, o céu surgiu azul, e o sol, quase se pondo, lhe trouxe à lembrança o menino que tinha sido, e reviveu o mesmo encantamento do primeiro voo. O texto continua com reflexões sobre como ele vem levando a vida.

Lembrei-me de Manoel de Barros, o poeta que mistura o olho que vê com o olho da alma, e, como nenhum outro, fala da imensidão das coisas pequenas, dos encantamentos possíveis no corriqueiro dos dias. Gostei do texto porque ando atenta às "alegrias pequenas" que acontecem várias vezes num mesmo dia. É uma decisão racional. Sei de mim e faço o que estiver ao meu alcance para ter um bom dia. Como aprendi que muita coisa não é da minha conta, consigo me situar nas bordas do que não me cabe. Resisto a dar opinião que não me foi solicitada. Requer treino, exige atenção, mas se torna um hábito, um costume bom.

Moro na praia e me concedo a alegria de olhar o mar todos os dias. Desde criança sou fascinada pelo mar. Morar sozinha é novidade em minha vida e, de repente, fiquei disponível para mim. Tem sido compensador.

Aprendi que o tempo não é posse. Não perdemos e nem ganhamos tempo. Passamos por ele e vamos mudando e nos ajeitando e abrindo caminhos como água entre obstáculos. Nos moldando, fluímos. De nosso, mesmo, só temos as decisões tomadas e suas incontornáveis consequências, sempre dentro dos limites das escolhas possíveis. A vida acontece nas brechas, nas sobras, em tudo que, equivocados, pensamos ser perda de tempo. Mas sempre é nossa a decisão de escolher como lidar com os fatos.

POR TEMPOS MAIS ELÁSTICOS

Dia desses dei de presente umas abraçadeiras de borracha que se adaptam às variadas circunferências das latinhas e garrafas de bebidas *long neck*. Práticas e de empunhadura firme, conservam a bebida gelada. A borracha é um material fascinante: não enferruja e é aconchegante ao toque; amortece choques e volta à forma original quando em descanso.

Nestes tempos de Natal e fim de ano, quando desejamos felicidades, saúdes, compaixões generalizadas, amor e paz e alegria e prosperidade e boa vontade, quando renovamos os votos de esperança e sonhamos com mais justiça, quando enaltecemos a família como em nenhuma outra data do ano — a Santa e a nossa — me parece que nos colocamos à margem dos votos que formulamos. Mantemos uma distância asséptica e segura, compramos presentes, enfeitamos a casa, preparamos ceias fartas. Cumprimos o rito. E ficamos exauridos.

Do amor de que se fala muito e se pratica pouco, que falta no mundo e de que carecemos nós, penso que seria mais fácil viver se fôssemos como as abraçadeiras de borracha de que falei acima, adaptáveis às circunstâncias e às exigências do cotidiano. Essa capacidade seria utilíssima nesses dias de festas natalinas. Fôssemos borracha, entenderíamos o privilégio que é poder financiar, preparar, ou, melhor ainda, participar de uma mesa natalina farta de comida, plena de brindes, de votos de esperança, de sonhos a viver.

E nos lembraríamos dos primeiros dias de escola, quando o material escolar consistia de caderno, lápis e borracha, e a gente apagava os erros, os enganos, os mal-entendidos, os equívocos, e a folha voltava a ficar em branco e a gente ouvia atentamente, refazia o escrito e acabava acertando. Com a prática, aprendíamos a escrever com mais leveza e a folha ficava com menos marcas do apagado. A borracha gastava um pouco, mas nunca perdia a forma.

AMIZADE

Perdi a conta das vezes em que comecei a escrever sobre a amizade e, invariavelmente, após um amassar e arremessar papéis num cesto de lixo hipotético, deletei textos inteiros, constrangida com o sentimentalismo piegas que pretendia evitar a todo custo. Depois de assistir ao filme “Rainha da Torcida”, protagonizado por Diane Keaton, retomo o tema para tentar — mais uma vez — expressar o que entendo por amizade. Aproveitando a onda de filmes para atender ao mercado cada vez maior de cinéfilos da maturidade, tenho assistido alguns filmes que conversam comigo e com os quais travo diálogos mentais durante semanas.

O filme em questão tem a delicadeza de ter um colorido suave, com imagens quase desfocadas, o que no início nos atrapalhou um pouco. Depois que constatamos que a legenda é nítida, com letras de bom tamanho, concluímos que tenha sido exigência da bela Diane. Óbvio, argumentamos, por que ela se submeteria à luz impiedosa e ao close assassino? Então, solidárias com ela e as outras sete companheiras que fundaram um grupo de cheerleaders no condomínio de idosos onde moravam, tratamos de adequar o olhar, no que somos insuperáveis, nas mais variadas situações.

Por necessidades que a vida nos impôs, desenvolvemos a capacidade de olhar de perto ou de longe, atentas ou nem tanto, ausentes quando necessário, mas sempre de dentro pra fora. Não nos é possível, nessa altura da caminhada, ter olhares sem significância, levianos, tangentes. Tudo em nós brota de dentro. Amores e dores, memórias e sentimentos amalgamados, impossíveis de separar.

Passamos há muito da idade da árvore frondosa e viçosa. Já florescemos e frutificamos. Estamos mais para os juncos que crescem em banhados e, na falta de chão firme, se escoram uns aos outros unidos pelas raízes que se entrelaçam e, emaranhadas, lhes asseguram força e resistência.

Temos amigas de vida inteira, amigas que vemos pouco e, quando nos encontramos, continuamos a conversa como se não se tivesse passado nem um dia. Temos amigas que a vida nos deu de presente, em ocasiões e idades variadas, e que se embrenharam na nossa alma e preencheram vazios que só percebemos que tínhamos com a benfazeja chegada delas.

Temos aquelas para as quais ligamos sem aviso, sem convite, e as informamos de que estamos chegando à hora do jantar, e somos recebidas com mesa posta e com o calor do afeto e da sopa a nos aquecer. Ou do vinho, do queijo, da cerveja e do cafezinho.

Temos as que cuidam da gente e que sentem quando não estamos bem e nos dizem que fazemos falta. E nos faz um bem infinito ouvir que fazemos falta.

E quando estamos juntas nos alvoroçamos como crianças na mais genuína das felicidades e falamos todas ao mesmo tempo e repetimos a mesma história mil vezes e decidimos que devemos parar de nos repetir e repetimos que devemos parar de nos repetir e parar de nos repetir. Nesta etapa da vida em que não temos mais certeza de nada, podemos afirmar que a amizade é um amor que nos sustenta, nos alimenta e nos impele.

Às minhas amigas queridas, com amor.

TROPEÇO EM PEDRINHAS, MAS ATRAVESSO MONTANHAS

No março que nos homenageia e que apuramos o trecho percorrido — e é longo o caminho a percorrer para diminuir nossas desigualdades, para dizer o mínimo — lembrei-me de uma carta que trago comigo e que recebi de uma amiga querida que não esteve sempre perto, mas sempre próxima, no ano em que ambas chegamos aos 60. Fala da sua vivência e ecoa na minha. Por isso penso que sirva para muitas de nós.

Com a devida permissão da missivista, compartilho os sentires dela com você:

"...você sabe que eu, desde muito jovem, trazia um sentimento de inadequação, como se estorvasse ao mesmo tempo em que me ressentia do ar escasso, do lugar estreito que me tolhia movimento e ação. Fui crescendo e abrindo veredas particulares, me peguei com os livros, desfoquei de mim e dei os passos que me cabiam no roteiro da época, do lugar e da família. A vida foi generosa comigo e durante muitos anos me senti acolhida, aceitei com alegria os papéis que me couberam e ouso crer que desempenhei bem cada um deles. Fui me ajeitando, me acostumando, mas o sentimento antigo ficou lá.

"Neste terceiro ciclo de vida em que ingresso agora, porém, aquele sentimento que eu havia deixado lá, mas que estava aqui porque faz parte de mim, ressurge e exige um cuidadoso olhar para dentro. É o que tenho feito, minha amiga, não é fácil e certamente não é indolor, mas é imprescindível para que eu siga em paz. É tempo de rearranjar a vida. Disse alguns nãos e fiz o que foi preciso a partir do decidido. Comecei de novo, aprendi com os erros. Me aproximei de mim."

Faz cinco anos que recebi esta carta. Ela foi morar fora, estudar e trabalhar. De vez em quando mandava notícias e ontem, do nada, tocou a campainha. Voltei pra ficar! Escancarei porta e coração ao vê-la tão inteira, tão feliz. Conta tudo, conta tudo, prometo que não a interrompo. Falamos noite adentro e foi uma catarse e uma comunhão; as horas voaram como voam os anos, e os paradoxos de que a vida é feita e onde a alma se aquieta estavam todos ali.

HISTORINHA CURTA DE CARNAVAL

No setor de hortifrúti do supermercado, de repente olhei os pepinos com olhos da criança que fui. E surgiu minha avó a me passar um pepino recém-colhido que eu pegava e lavava na torneira do jardim e imediatamente mergulhava no açucareiro, sem enxugá-lo. O açúcar grudava no pepino molhado e a gente ia mordendo e enfiando no açucareiro até acabar. Não é necessário dizer que o que sobrava do açúcar ficava molhado, grudado e imprestável. Se na época eu tivesse mais expediente, lavaria tudo, reabasteceria o açucareiro e não deixaria vestígio. Teria sido melhor para mim e para ela porque nos safaríamos da bronca da minha mãe. Hoje penso que a cumplicidade que tínhamos, minha avó e eu, precisava dessas pequenas infrações.

Peguei um e disse para a senhora idosa ao meu lado: lembrei da minha avó, nós comíamos pepino com açúcar. Ela sorriu e respondeu: é muito bom, eu comia também!

Ganhei meu sábado, ponto pra mim nesse início de carnaval.

Recordei as fantasias — daí a lembrança da minha avó — que ela costurava para mim, quando pequena. Fui flor, de saia com pétalas de cetim cor-de-rosa e corpo verde do caule e fui baiana, como fomos quase todas as meninas na época, mesmo no interior de Santa Catarina. Muito mais tarde, no mesmo clube, vesti minha filha mais velha de baiana — e legítima, porque a vida, nas suas idas e vindas, fez com que ela nascesse em Salvador.

NO ÔNIBUS

Conversadeira que sou, emudeço quando viajo de ônibus. Quando a senhora discreta pediu para se instalar no banco perto da janela, recolhi pernas e bolsa para lhe facilitar a passagem e me limitei ao "pois não" ao seu pedido de licença.

Meia hora de viagem, a vizinha de banco perguntou, com gentileza, se eu gostaria que ela fechasse a cortina. Não, obrigada, não durmo no ônibus. Ela começou a puxar conversa. Disse, feliz, que ia pra Balneário Camboriú visitar uma amiga que não via há tempo. Que morava em Curitiba, na rua tal, que conheço porque tenho uma amiga que mora nessa rua. Pegamos num papo solto. São parecidas as mulheres maduras, têm muita coisa em comum, por mais diferentes que sejam suas histórias. A viagem de ônibus voou. A amiga já havia avisado que a estava esperando. Tentei me despedir dela porque iríamos pra lados diferentes, mas ela insistiu em apresentar a amiga.

A amiga veio ao nosso encontro sorrindo e eu a reconheci assim que a vi. Continuava com o olhar brilhante e franco de mais de cinquenta anos atrás. Era a minha querida professora Dagmar, do quarto ano primário. Não me reconheceu, mas lembrou da turma. Disse que recebera uma visita do Bento, que se tornara padre, em Brusque, onde era professora de matemática. O Bento me veio inteiro, aos dez anos, sentado no primeiro banco, à direita do meu. Não aceitou meus argumentos de que eu moro no lado oposto ao dela e me levou para casa. A minha companheira de viagem, feliz, repetia: eu sabia que tinha de apresentar a minha amiga a você.

Outro dia saímos juntas. Conversamos e rimos e nos divertimos como se fizéssemos isso a vida inteira. Foi bom e foi mágico. Nos despedimos afirmando que aquele havia sido só o primeiro encontro.

(Para Lídia, que seguiu a intuição, insistiu e me fez um grande bem.)

MULHER NO DIA A DIA

Dia da Mulher, elevo pensamento e sentimento na intenção das mulheres que lutaram e sofreram e morreram para que todas tivéssemos vida melhor. A elas, respeito e gratidão.

E penso nas mulheres que fizeram ou fazem parte da minha vida e que, de um jeito ou de outro, me tornaram o que sou. Com algumas aprendi a ser, com outras a não ser. Filha única com três irmãos, sentia falta de uma irmã. Teve um tempo em que eu acreditava que, se tivesse um casaco de lã azul-marinho com botões dourados e uma irmã (nessa ordem), eu não precisaria de mais nada para ser feliz. Não tive nenhum dos dois, e cedo percebi que ter o casaco era mais fácil do que ter a irmã. Depois, moça, tive uma irmãzinha que chegou já nascida e que fez a alegria da casa inteira.

Hoje, madura, sei que devo muito à mãe que tive, que se foi tão cedo. Foi dela que aprendi a não me vitimizar nunca. Era ereta, a minha mãe. Com minha avó, que passava longas temporadas na nossa casa, aprendi a ser resiliente, a começar de novo. A outra avó, a paterna, era esparramada em ternura. Com ela convivi muito pouco e por isso absorvi tudo o que pude. Me ensinou que a vida não precisa ser tão dura, mesmo que seja. É preciso olhar em volta, mudar o foco. Sempre funciona.

Com minhas filhas, íntegras e fortes, aprendo mais de mim e me orgulho e me enterneço porque sei que posso contar com elas como elas sabem que podem contar comigo. E fico feliz quando rimos juntas. Rir com os filhos é a confirmação de que acertamos mais do erramos.

Com as amigas, mesmo aquelas de quem a vida me separou. Continuam em mim porque nossos caminhos se confundem e nem sempre sei se aquilo de que me lembro é meu ou delas. As que foram surgindo na confluência de interesses, que me cativaram e que cativei, como a raposa e o principezinho. Com elas gasto a vida sem economia, mas com critério. Não é mais tempo de desperdício. São muitas as irmãs que tenho. O casaco, faz tempo que não quero mais.

E com a minha neta, com quem aprendo a ser melhor do que eu, desde o primeiro instante em que a vi.

SAGU

Das lembranças fortuitas que trazemos, me lembro de uma ocasião em que eu, indecisa em frente a uma vitrine em uma confeitaria sofisticada, vi se aproximar um menino de uns seis ou sete anos. Liberado para escolher, afirmou taxativo à moça atrás do balcão: Vou ficar com o saguzinho! A atendente explicou que aquilo era uma calda de frutas vermelhas, o que deixou o menino, antes tão seguro, completamente confuso e decepcionado. Que sabia ele de frutas vermelhas neste Brasil de bananas, mangas e melancias?

Demorou para se convencer de que não tinha sagu na confeitaria, e, com o olhar conformado, disse: "então vai um brigadeiro". Faz tempo isso, ainda não havia brigadeiros gourmet, o que teria sido uma covardia com o menino. Deve ser adulto agora, e espero que continue sabendo o que quer.

ENTROU SEM CONVITE

Tropecei, no caminho entre a sala e o quarto, em uma coisa mole e escura que não identifiquei de imediato. De susto, o coração disparou e a vista, na penumbra, não reconheceu o que era, até que a criatura abriu as asas e, apavorada também, voou um voo tonto e torto e entrou quarto adentro. A reação foi de gritar, histérica, mas o senso prático me alertou que piti precisa de plateia. Mais de meia-noite, e um grito iria, em vez de trazer ajuda, irritar os vizinhos. O morcego se enfiou embaixo da cama e eu fechei a porta à chave, pelo lado de fora, para me assegurar de que por ali ele não sairia. A janela, deixei aberta; ele que fosse sensato e se escafedesse dali.

Tinha de dormir no quarto desocupado, e, após um rápido balanço dos recursos disponíveis, vi que a situação não era tão grave. No banheiro tinha sabonete, papel higiênico e uma toalha de rosto. Roupas de cama são guardadas no quarto que, nesta noite, era exclusivo do morcego. Travesseiro, quem precisa? Dormi bem.

Na manhã seguinte fui pedir ajuda ao síndico, que andava cheio de moral porque havia, dias antes, pegado uma cobra pelo pescoço (sic) na garagem. Comentou que se não tivesse entregado a jararaca para os bombeiros, ela poderia dar cabo do morcego. Ah! E quem daria cabo da cobra?

— Eu — disse ele. — Peguei uma vez, pego outra.

Sacudimos lençóis, colcha, arrastamos cama e outros móveis, e nada do bicho. O síndico, conhecedor do assunto, decidiu que ele estava preso no estrado da cama, pendurado pelas patinhas, e que à noite iria embora.

A situação não se definia, e decidi encerrar o assunto. Resolvi que ele havia saído da mesma maneira como entrou e que não existia mais risco nenhum. Além disso, concluí, como não fora convidado, ficou claro que era um simples morceguinho, porque os vampiros só entram mediante convite formal. Negociei com o medo antigo e ponderei: "sensato mesmo foi ter trancado a porta do quarto à chave."

SOBRE SANTOS

Jesus sabia de vinho, de peixe, de pão e compaixão. Sabia tanto que os multiplicava de acordo com a demanda. Maria sabia do filho e entendia de amor e de dor. E tem também São Longuinho, a quem apelo sempre que perco óculos, chaves, celular e me ponho a procurar diligentemente, pois as coisas de pedir ajuda funcionam muito bem quando fazemos a nossa parte e, ao encontrar o que perdi, lhe pago os três pulinhos acertados. A Maria, peço proteção para mim e para os meus, porque de bênçãos as mães entendem. De promessas, fico com os pulinhos contratados com o Santo que encontra coisas perdidas. Ciosa com as dívidas, só contrato as que posso pagar. Dever pra Santo não é uma boa ideia, porque logo precisaremos de seus préstimos. A Jesus não peço nada, porque ele já deu tudo. Dia desses fiz um peixe fresco, que comi com um pão escuro e bebi um vinho bom. Alinhei ideia e coração e sumiram tumulto e descompasso. Me senti bem.

MALES QUE VÊM PARA O BEM

A manicure, olhos vermelhos, fazia seu trabalho de cabeça baixa, sem olhar para o lado. Eu, freguesa antiga, estranhei tanto silêncio e perguntei o que houve: você parece tão triste... E a moça desabou. Casamento marcado, vestido de noiva já na segunda prova, todo mundo convidado, e o noivo desistiu de tudo. Do casório e dela. Alegou ser muito jovem, que não se sentia preparado para a responsabilidade de assumir família, que ela era "moça pra casar", e a última coisa que queria era magoá-la. "Você não merece", "desejo todas as felicidades na sua vida", etcétera e tal... e sumiu. Minha vida acabou! dizia a moça, entre lágrimas e borrões nas unhas.

Acabou coisa nenhuma, menina bonita! Hoje você não enxerga, mas saiba que foi bom. Ele desistiu quase na porta da igreja, isso vai dar trabalho e já deu prejuízo, concordo. Mas passa. E o mais pernicioso é o que vem disfarçado de um enganoso elogio. Moça pra casar, depois recatada e do lar: a mulher é colocada num nicho para que se acomode e não incomode. De moças para não casar, conheço as freiras, celibatárias, por exigência da religião.

Jovem como é, essa desilusão é o impulso que precisa para não cair na armadilha dos rótulos. Dê atenção ao homem que vê em você uma mulher sem apostos. Uma mulher para tudo. Para confiar, confidenciar, para amar, enfim. Ao encontrar um homem assim, invista nele. Pode ser que vocês decidam se casar. Ou não.

BOM USO DA FÉ

A diarista ligou, aflita, justificando a falta porque estava no hospital, internando o pai da filha. Ele me chamou, está com muita febre, tremendo todo, e foi direto para a UTI. A senhora acha que ele vai morrer? Está medicado, vamos ver como a coisa evolui.

Apareceu na semana seguinte, abatida e com um papel na mão, que entregou em silêncio. Era o resultado — negativo — do exame de HIV que havia feito. Ele estava com o vírus, disse. Ficou internado três dias e não resistiu. Faz anos que a gente se separou, mas fiquei com medo, fiz o exame. Eu pedi tanto a Deus para que ele mudasse, voltasse pra mim, cuidasse da filha. Fiz promessa, fiz novena. Certo que tinha vários filhos, de mães diferentes, mas ele dizia que gostava tanto de mim. Agora, veja a senhora como Deus é bom! Por mais que eu pedisse, Ele não me atendia. Me reservou outro destino. Me queria com saúde, para que eu cuidasse bem da menina.

Com certeza, concordei. Deus sabe o que faz.

NEM PARA ABRIR VIDROS DE PALMITO

Quando a vida muda o rumo e não manda aviso, a gente se embaralha um pouco, mas sabe que deve prestar atenção, até descobrir onde será o nosso lugar no rearranjo novo. No mais das vezes, só precisa trocar de pensamento, por isso eu acho que quem envelhece é mais adaptável do que os mais novos, pois isso de mudar sentimento e pensamento é coisa para quem aprendeu um pouco da vida.

Claro que, quando nos mudamos, levamos manias adquiridas. Coisa de querer um espaço para se instalar com o conforto que o corpo necessita. Eu, mulher de poucas dores, não tenho muitas exigências. Mas é imprescindível que bata sol, entre luz e caibam meus livros, minhas panelas e meus amores.

De uns tempos para cá, os vidros de palmito vêm com um lacre na tampa que, removido com facilidade, permite a entrada do ar e a tampa abre sem esforço. Os vinhos, com os novos saca-rolhas, também dispensam força física e contêm em si o que prometem. Tudo o mais é bônus. Precisamos uns dos outros para as imprecisões e as partilhas.

Para consertar as coisas, a gente chama um técnico.

A FÁBRICA DE ENCANTAMENTO

Entrava na cozinha e disparava, às costas da mãe na lida do almoço, "mas o meu vestido vai ficar todo sujo". A menina de quatro anos declarava convicta, "quando eu crescer, vou ser cozinheira e noiva", mas se angustiava com o fato de que cozinhar vestida de noiva não seria fácil. E sacudia Barbies descabeladas, uma em cada mão. A mãe respondia, não se preocupe, mando fazer um avental bem grandão pra você, vai cobrir todo o vestido. Tempo mágico em que as mães sabem todas as respostas. A menina abria um sorriso largo e se mandava satisfeita, como somos nas vezes em que nada impede o que nos impele. Mais tarde, com oito ou nove anos, o desejo era ser a "sinhazinha de sombrinha" das festas juninas do colégio, e a mãe, sem nenhum talento nas políticas de angariar votos para eleger a filha, frustrou o desejo dela. Adulta e bem resolvida nas coisas do coração, toca a vida independente.

Eis que aparece um concurso promovido por um atelier de vestidos de festa que, para marcar os dez anos no ofício de interpretar desejos, quis saber por que alguém desejava se vestir de noiva. Aberto a todos, a única exigência era uma boa história. O prêmio era desfilar com um modelo exclusivo que levaria o nome de cada um dos vencedores e faria parte da nova coleção do atelier.

O *grand finale* seria um desfile dos vencedores. As dez histórias vencedoras foram publicadas e todas eram bonitas, algumas comoventes. A moça do sonho infantil contou a história do vestido com avental e foi selecionada. No dia da festa caía uma chuva impiedosa, que cedeu na última hora, o que permitiu o desfile a céu aberto. Generosa, a lua — eterna cúmplice de boas histórias e de finais felizes — apareceu, tímida, e deu uma espiada na festa.

O TEMPO CERTO

Criado em 2011 pela Paideia Escola de Música, o Grupo Vocal Tempo Certo surgiu da necessidade de atender alunos adultos. Com o tempo, foi crescendo em número de participantes e adquirindo identidade própria, o que trouxe a necessidade de um nome que o identificasse. Em 2016 foi batizado em uma alusão ao "tempo da música" e ao fato de que sempre é tempo certo para começar, não importa o que, desde que nos faça bem. O coral é misto, mas no momento conta apenas com vozes femininas. A única exigência é querer cantar.

Entrei no Tempo Certo com o objetivo de romper amarras, de sair da minha zona de conforto, eu, que não sabia cantar nem no chuveiro. No começo de 2017, o professor nos comunicou que ele e a direção da escola acreditavam que o grupo estava apto para uma apresentação solo no final do ano. Tínhamos nos apresentado nas festas de encerramento da escola, e, junto com o Curitibôcas — prestigiado coral com mais de vinte anos — cantado não mais do que duas músicas em um ou outro evento, como convidados.

Na primeira ocasião, fomos cantar num Festival de Corais no Clube Curitibano. Tão nervosas estávamos, que ao final da canção ficamos paradas no palco, e o professor disse "agradeçam!"; entendemos "agora desçam" e saímos em desabalada carreira palco abaixo, episódio que ainda nos rende boas risadas.

Repertório montado com canções que conhecíamos e outras novas, passamos meses num esforço, mais do regente do que nosso, porque era preciso que ele repetisse a mesma lição incontáveis vezes, sem perder paciência e fé. Nos dois últimos meses ensaiamos com afinco e foco, fora do horário de aula. O desafio, que nos tirava novamente da zona de conforto, nos fez compreender que é superando as dificuldades que vencemos os medos. Postura adequada no palco, "nem tão dura nem tão dançante". Segurar corretamente o microfone — tem *"trocentas"* maneiras erradas, e só três certas, de acordo, é claro, com o timbre e volume de voz que a canção exige.

A apresentação aconteceu em novembro, e o respeitável público aplaudiu com alegria e entusiasmo. Acredita que pediram bis?

QUESTÕES EXISTENCIAIS E SUAS SOLUÇÕES MÁGICAS

Além do domingo oficial, determinei um outro, nas terças-feiras, o que dobra as chances de receber o que esperamos dele, o domingo. Fiz isso porque andava desiludida com o retorno do oficial e também porque, no acumulado dos anos, aprendemos a ser previdentes. Somado ao casaquinho e o guarda-chuva, não sou pega desprevenida: a terça-feira, sem a obrigação de nos prover de felicidade, sempre dá mais do que se espera dela. É aí que aprendo mais uma. Desobrigo o domingo e ele tem me surpreendido. Uma chance de 100% de ganho por semana é um investimento fabuloso! Invisto em mim e cabe a mim gerenciar os meus ativos. O índice de ganhos é altíssimo. Meus planos são individuais, mas não solitários, e sempre de curto prazo. Sem esperar nenhum desdobramento, as adesões acontecem, espontâneas.

Numa terça-feira dessas, neste setembro quente, ideal para boteco e chope, nos instalamos numa mesa ao ar livre, ao lado de um grupo grande, com o papo já engrenado. Impossível não ouvir o assunto. Discutiam sobre sorte e azar, fatalidade e destino, escolhas e suas consequências. Cada um argumentava na defesa do seu ponto de vista. Sem perceber e por isso mesmo sem disfarçar, partimos do ponto em que estavam e começamos a concordar e a discordar com um e com outro, numa apropriação indevida de assunto alheio. Até que eles perceberam, pararam de falar de repente e olharam para nós. O grupo todo! O constrangimento durou só uns segundos, porque um deles falou: Ótimo! Vamos ouvir opiniões diferentes, outros pontos de vista. E foi abrindo a roda, puxando cadeira, nos convidando a participar da discussão. Pegamos o fio da conversa no ato, e foi muito divertido resolver essas grandes questões existenciais como só acontece em mesa de bar. Gosto de filosofia de boteco, porque tudo se resolve, tudo se ajeita, desde que ninguém se dê muita importância, muita seriedade. Vale pela diversão que é, e vale muito. Certezas absolutas são prerrogativas dos jovens. Já tivemos as nossas.

DE RESCALDOS E BIFES

Há de se embalar porcelanas, pratas e cristais. Nada de mais, mas sempre tem o que significa um afeto, uma referência de alguém que continua a ser uma lembrança boa. É bom levar — não "carregar" — os objetos que nos remetem a risos claros e alegrias genuínas. Coisa pouca, pouco volume. Precisamos pisar com cuidado no terreno dos desapegos, e com mais cuidado ainda no dos apegos. É fácil quando falamos de vasos, pratos e tapetes. Complica quando para seguir é necessário desapegar de sentimentos amalgamados na alma, na pele, no hábito. Situações que não existem mais porque a vida muda e as pessoas também. Aí é imprescindível deixar onde ficou e seguir em frente.

Selecionamos o que levar na mudança de casa, separamos roupas, objetos, coisas que vamos doar e que servirão — que bom! — para outras pessoas. Levamos, dos úteis, geladeira, camas, mesas e cadeiras. Dos que dão cor e sabor à vida, os cálices, os baldes de gelo, as panelas certas, aquelas maiores, que acomodam caldeiradas fartas para amigos certos.

E vamos, com o rescaldo que nos mantém de pé para outro momento da vida, e no novo endereço saímos à procura de um lugarzinho simpático e aconchegante para comer um belo bife ao ponto, por gentileza. E pedimos uma cerveja bem gelada porque, afinal, ninguém é de ferro. Saúde!

CORAGENS INVISÍVEIS

Tem os que se soltam, se espalham. Os que deixam, que saem; os que partem. Às vezes se expandem e melhoram e ficam mais felizes. Precisam de um pouco de coragem e de muito desapego. São admiráveis porque quebram paradigmas e seguem em busca de si. São reconhecidos e elogiados em frases feitas, "mais triste do que fracassar é se arrepender por nunca ter tentado", ou coisas do tipo.

Mas quero falar dos que ficam. Porque para cada um que vai, tem o outro que fica. E esse não aparece, é invisível, ninguém sabe dele. Mas precisa de muita coragem e muita força para ficar. Para o que der e vier. Sem banda e sem holofote.

DEZEMBRO E O TEMPO

No dezembro que adquiriu velocidade própria e que, numa vertigem, nos colocou lá no primeiro dia do ano novo em praias cheias de restos e lixos, o que fizemos com os 31 dias do mês passado no automático? Desperdiçamos, no frenesi de gastos e desgastes, as 24 horas que continuaram a compor o dia?

Persigo sentido e quero qualidade para usar o tempo que é meu com alegria. Tomo consciência de mim para sentir o prazer da vida, ali onde ela acontece. Para conseguir isso, me coloco como espectadora nesse afã de shoppings e filas, e me vem uma paz como nunca senti antes. Quero confraternizar com as pessoas que me importam, com excelência e afeto. Estocar alegria para resgatá-la quando a vida me colocar contra a parede. Ando egoísta eu, e ando exigente. Escolho relações — oh, privilégio! — nas quais confio e que confiam em mim. Despojada de certezas que se esvaíram, trago a alma leve e limpa. Só cabe nela coisa boa. Não sabemos de quanto tempo dispomos, mas podemos fazer o que estiver ao nosso alcance para que esse tempo valioso seja gasto com a melhor qualidade possível. Acho que essa é uma boa definição do que é luxo.

Uma foto postada numa rede social por uma amiga minha me emocionou ao ponto de eu largar tudo o que estava fazendo e escrever em um fôlego só este texto que, espero, estejam lendo. A foto é assim: minha amiga está junto ao pai, de 94 anos, em frente à árvore de Natal, linda, montada pela irmã. Estão ótimos, ambos, mas o que me comoveu foi o senhor, digno e firme, orgulhoso de dar o braço à filha, numa eloquente alegria pela festa que vai compartilhar com a família. Nesse momento, a festa de Natal fez sentido.

É o que desejo para cada um de nós em dezembro. Que a gente possa participar de festas boas e que as pessoas ao nosso redor, aquelas com quem estamos erguendo brindes e dividindo perus e presentes, sejam importantes em nossa vida. As que respeitamos porque nos respeitam e que são necessárias para que sejamos melhores e mais felizes. Parentes ou não. Familiares ou não. Que nos unam os laços invisíveis do amor e da cumplicidade, e que o prazer de estar junto seja a força motivadora da nossa alegria. Que não nos sujeitemos, nós, que aprendemos a dar valor ao tempo que nos pertence, em participar, forçados por conveniências que não são nossas, de festas onde não nos sentirmos acolhidos. Devemos usar sem parcimônia o direito que a idade nos concede para escolher o que nos proporciona conforto e diversão.

FELIZ ANO NOVO

Finitudes acontecem todo dia, toda hora, e quase sempre são ordinárias, necessárias e corriqueiras. São elas que movimentam a vida, e sem elas não existiriam os recomeços. Mas como sofremos para aceitá-las! Os finais felizes das novelas acontecem no último capítulo, e não é por acaso. Quando todos os desacertos e desencontros são resolvidos, a novela termina. Sem conflito não tem novela, nem romance, nem existência.

Os cartões da Natal de antigamente, aqueles bonitos que enviávamos e recebíamos pelo correio, e expúnhamos numa "salva de prata" junto ao pinheirinho enfeitado — quanto mais cartões recebidos, maior o nosso prestígio — costumavam trazer os votos de "um renovar-se de esperanças". Lembro de que quando aprendi a ler, passei a desejar "um renovar-se de esperanças" às pessoas do meu convívio. Elas achavam graça, me faziam uma graça, e eu, sentindo que fazia sucesso, repetia a dose à exaustão. Demorei para entender o porquê do meu prestígio, mas hoje, convencida de que esperançar é imprescindível como respirar e amar, retomo aqueles votos e desejo a todos um Feliz Ano Novo e um "renovar-se de esperanças", do fundo do meu coração.

Desejo a todos, e a mim também, recomeços, retomadas e reinícios. Desejo a todos todas as saúdes e que cada um as gaste como achar melhor, sem economia.

TEMPO DE PLANOS POSSÍVEIS

Da vida corrida que nos encurta o tempo, é preciso descobrir o que é importante, e a partir daí realizar planos possíveis. Não é mais tempo de sonhos distantes, intangíveis. Não vejo melancolia nisso. Planos executados são motivadores pelo movimento e compensadores pelos resultados. É necessário, na idade em que estamos, escolher o que é possível realizar com as opções de que dispomos. Não é tempo de lamentar, presas nas aflições que nos tiram sono e sossego. Merecemos nos dar o tempo para nos recuperar das ciladas que a vida apronta, mas também fixar um prazo para colocar ponto final no que não nos serve mais. Tudo tem prazo de validade, de iogurte a sofrimento. É hora de decisão.

Criei um método que tem funcionado bem para mim. Às segundas-feiras, faço um balanço da semana que passou. É uma simples continha de somar e diminuir, aritmética básica. Como me imponho um olhar positivo, chego na terça com saldo na conta. Elegi as terças-feiras como o Dia dos Afetos Escolhidos, e, com a conta no azul, saio para meus compromissos disposta a trocar meu estoque de alegria. E, como se trata de uma troca, volto sempre com saldo. Assim vou até a próxima segunda, dia de atualizar as contas.

Desse modo, fazendo o balanço semanal e gastando felicidade no justíssimo sistema de troca, acontecem duas coisas indispensáveis para que a vida flua mais leve. Primeiro, atualizo meu sistema de gratificação pessoal, e segundo, me mantenho atenta para que o saldo de energia boa que tenho no estoque nunca fique perigosamente baixo. Mudar o modo de sentir é o resultado de um grande e racional esforço que antes fazemos para mudar o modo de pensar.

Vamos criando laços e abrindo novos espaços, e a vida fica interessante, com mudança e movimento.

BRECHA NA AGENDA

Temos duas agendas: a de compromissos profissionais, administrada por secretárias eficientes, que, quanto mais competentes, mais espremem a outra, a que nós organizamos e não obedece a horário rígido. Esse calendário existe para a gente seguir a voz do coração. Uma é prática, a outra cuida dos quereres, dos amores e dos prazeres. Uma não conversa com a outra. Não coincidem, têm demandas diferentes. Como a segunda é maleável, a primeira se aproveita disso, é invasiva e vai tomando conta da nossa vida.

Este assunto me ocorre porque duas amigas, profissionais com quase a mesma idade, ambas conceituadas e bem-sucedidas, decidiram, para este ano, tomar as rédeas da agenda número um. Profissionais liberais, diminuíram a jornada diária e estabeleceram semanas de quatro dias. A folga conseguida foi transferida para atividades da outra agenda, a que dispensa anotações para lembrar compromissos. Nesta altura da vida, fazem uso do próprio tempo com respeito. Sabem que ele é precioso.

Não só a vida profissional regular nos submete a agendas formais. Mães e donas de casa em tempo integral, seguem uma disciplina rígida para dar conta das demandas domésticas. Quando essas diminuem, aumentam espaços na segunda agenda.

A gente pensa que essa agenda se constrói ao sabor dos acontecimentos, o que é um engano. Agendas emocionais são construídas de forma constante e racional. Tomam corpo e densidade, atentas às reciprocidades de afeto e prazer, e permitem abrir brechas para aceitar convites inesperados ou para fazer as concessões que valem a pena. Na agenda de papel, aquela que nos organiza nas coisas do ganha-pão, isso se chama custo/benefício.

Cada pessoa organiza a sua agenda de acordo com o que acha mais importante. Meu critério é o seguinte: no começo da lista coloco quem eu sinto que me coloca também, sempre respeitando as circunstâncias, as ocasiões, o pedido do dia. Com o tempo vivido (que não é pouco) percebi constância e coerência em alguns participantes da minha lista, o que me forneceu material para um gráfico estatístico. Estavam lá, evidentes, os comportamentos repetidos das pessoas que a compõem. De vez em quando remanejo e arejo a minha agenda, o que lhe dá frescor imediato. Descarto uns, introduzo outros. São seletivas as agendas emocionais.

Com a prática de vida que consolida quem somos, cheguei à conclusão de que, se temos com algumas pessoas uma frequente conversão de desejos, se as prioridades forem parecidas, podemos confiar que, com elas, os compromissos dispensam assinaturas.

São afetos leves, tão bons que a gente não carrega, degusta.

Assim, a vida, a que vale a pena viver, acontece.

A VERNISSAGE

Todas as artes contribuem para a maior de todas as artes, a arte de viver.
— B. Brecht

Foi convidada para a abertura da exposição de fotos do artista, cuja sensibilidade extraiu, de escadas e pisos, de parapeitos de ferro e de luminárias de cristal, o refinamento e a nostalgia de um edifício que abriga uma Secretaria de Estado da Cultura.

Fotos em preto e branco evocam a melancolia de um tempo que se foi, mas que está impregnado n'alma das pessoas. Revelam que a arte transcende o tempo, o mau gosto e a ignorância. Deixam-nos menos toscos, menos rudes, mais bonitos. A Arte é assim, nos redime de nós mesmos, viabiliza a esperança.

Chegaram na hora do burburinho, em que todo mundo já estava lá.

Reencontros de alegria alvoroçada, resumos dos rumos que tomaram, lembranças divertidas; enfim, um contentamento!

A amiga, ao apresentá-la, dizia algo assim, "este é o fulano, somos amigos desde os anos 80" (ou "90"), e rememoravam histórias divertidas que viveram. Ela fatia a própria vida em décadas, e delas retém só as significâncias. Faz uma triagem e fica com o que importa. Armazena só as relevâncias que o tempo confere, descarta o que não interessa.

A galerista, bonita e interessante, recebia os convidados junto com o artista, e os dois brilhavam sob a mesma luz.

Serviço impecável, bebida farta e comidinhas deliciosas, o evento corria solto.

Nessas alturas, a convidada que se sentira um peixe fora d'água já nadava de braçada.

Terminaram a noite convidando o pessoal para a "Festa do Broche", inspiradas no artista que, elegante, portava um instigante broche na lapela.

A única exigência é que todos usem broches.

PORQUE AINDA É OUTUBRO

Compositor de destinos
Tambor de todos os ritmos
Tempo, Tempo, Tempo, Tempo
Entro num acordo contigo
Tempo, Tempo, Tempo, Tempo
— Caetano Veloso

Encontrei-a declamando "como são belos os dias da minha infância querida que os anos não trazem mais", e gesticulando como aqueles bonecos infláveis de posto de gasolina, que ao sabor do vento movimentam os braços para a frente e para trás.

Oi, me disse, estou ensaiando a poesia que vou apresentar na festa do Dia das Crianças, na escola. Também engraxei os sapatos de todo mundo, e apontou os pares que brilhavam, enfileirados, na parede da cisterna — a que captava água da chuva e tinha um peixe como inquilino.

Faz tempo que você não aparece, pensei que tinha me esquecido, acrescentou.

Estive aqui há uns dois meses, mas não vi ninguém. Encontrei um prédio quadrado ocupando quase todo o terreno. Não tinha mais flores, nem árvores, e nem o bebedouro dos passarinhos na parede da garagem, que também não estava lá.

Sinto muito, ela disse, olhos baixos, meio úmidos. Não lamente, emendei, na verdade tudo o que tinha sido estava disponível em mim, e eu visito quando preciso e sinto os odores e degusto os sabores e ouço os risos e enxergo as cores.

Quero falar de uns aprendidos, acrescentei, e convidei-a para sentar no banco comprido da churrasqueira onde o sol desenhava, através das treliças da parede, losangos de luz na mesa larga. Esta é a garagem antiga, a que foi demolida, observou. Eu sei, mas é aqui que começa a minha história:

Você é uma criança curiosa e esperta, condicionada a obedecer e empenhada em agradar.

O que preciso dizer é que a vida é feita de trechos e eles são feitos de começo, meio e fim. Nem todos, porém, seguem a ordem serenamente. Tem os que parece que não acabam nunca, e tem os que acabam cedo demais. Todos, sem exceção, têm os melhores momentos no meio, quando o começo já foi assimilado e o fim parece não existir.

Tem uns trechos doloridos, que precisam ser divididos em subtrechos para a gente tomar fôlego e preservar a coragem. Outros são perigosos como uma viagem sozinha na estrada. Nesses é eficiente ir de A a B, depois de B a C, e, quando nos damos conta, chegamos ao destino.

Essa técnica nos faz crer que temos controle da própria vida, e até da vida de outras pessoas.

No entanto, só podemos controlar é se queremos aprender — ou não — com os acontecidos.

Decididos a aprender com os erros, evitamos repeti-los. Isso se chama experiência.

Cada um de nós pontua os trechos de acordo com os acontecimentos que foram importantes na própria vida. Fim dos estudos, fim da vida de quem nos deu a nossa, fim de relacionamentos, mudança de endereço, e por aí vai.

A única companhia que permanece conosco do princípio ao fim da jornada é a criança que nos habita e constrói o todo que nos individualiza e identifica.

É esse sujeito que devemos ouvir e agradar.

Por isso, menina querida, é absolutamente impossível esquecer você.

POEMAS

INSÔNIA

No instante em que o dia pesa e a noite assombra
E a insônia, parceira antiga, chega e se instala
(é pontual a intrometida, vem às três horas),
O olho arregala, coração dispara, o tempo é dela.

Levanta, alerta, não permite que se deite
E que profane lugar sagrado de encontros bons
Apanha o robe, vai para a cozinha, ela na frente
Sabe o caminho, a indiscreta, sabe dos dons.

Prepara chá, tília e cidreira, mesma infusão,
Escorre quente em duas xícaras, segura a sua
E a fingida, olho no olho, não fala nada

Respira fundo, engole o chá, o seu e o dela
Não vai dizer, esclarecer, já que não dorme?
E a empurra, determinada, pela janela.

IDEIAS FUGIDIAS

Revisito fiança e crença que continha desde antanho
Que, bulidas, se alvoroçam sem respeitar hierarquia
Aflita, tento contê-las para lhes dar lastro e tamanho
As danadas, fugidias, escapam como num sonho

E no afã de prendê-las para alcançar meu intento
Escrevo num frenesi o tanto que a mão permite
A verdade é que a escrita fica aquém do pensamento
Faço um gesto, estico o braço na intenção de pôr limite

E a alquimia mutante numa fervura insensata
Teimosamente mistura todo o tudo a todo instante.
E retomo o pensamento na vã ilusão de retê-lo
E agarrar um assunto e a ele dar forma e tento

Mas como tem vida própria é dono do afastamento
E exausta, me dou conta de que coisas de pensar
Vão e vem e serão sempre senhoras do movimento

ERREI O DOCE

Classifico as pessoas em três tipos:
1 - Não deixaria chegar perto da minha comida
2 - Dividiria minha comida
3 - Cozinharia para você.

Me estranho com as panelas, antes tão perto, centrais
Será que as uso pouco, já não são fundamentais?
No entanto tenho certeza de que ao redor da mesa
Com diletos comensais somos felizes, iguais

Por isso, no meu caminho, o que abro a cada dia
Penso que não dispenso mesa em boa companhia
Porém nem sempre é preciso que eu pilote o fogão.

Mil Babetes da alquimia com temperos raros distintos
Fazem festas diferentes no perfume cor sabor
Com antigos rituais num passo a passo apurado
Partilham com toda a gente seu carinho seu valor

Afastei-me delas, verdade, quando a demanda acabou
Mas isso não quer dizer que mudei completamente
Qualquer hora as retomo e cozinho bem contente.

Porque as coisas de mesa são de muita importância
Foi o que fez Jesus Cristo na sua hora final
Convocou os seus discípulos para Ceia Santa – Universal.

COMEÇO.
EU RECOMEÇO.

Comecinho de janeiro, flanela nova na mão
Dou um lustro caprichado nos olhos, no coração

Diz-se que ano que começa na lua que é minguante
É tempo de deixar ir o que não serve, atrapalha

Na intenção de buscar o que acredito que falta
É urgente que abra espaço, que me desfaça da tralha

Peço à lua que não míngue meu coração destemido
E, atenta, me preparo pra pisar o chão pretendido

E o que parece que falta, que me ajuda a ser feliz
Vai entrando, se instala, quando vejo está ali

Afinal, o que nos falta no pertencimento do tempo
É entender que a ilusão, o sonho que nos visita
É a parte que existe pra deixar a vida bonita
E então o ano passa e quando dezembro chega
Renovo o desejo antigo, aquele que faz sentido

Peço à lua que conserve meu coração desmedido
Outra vez, outra flanela e persiste a intenção
Dou um lustro caprichado no olhar, no coração.

RESPOSTA À CARTA

Não me lembrava dela, da amiga que enviou uma carta pelo correio escrita em papel fino. Nada sabia da vida que levou, das escolhas que fez, de como está agora. Contou de si. Falou que casou cedo, teve filhos nova, largou emprego, mudou de casa. Foi e voltou. Acompanhou marido, criou os filhos, socorreu netos, perdeu e ganhou. Na vida corrida esqueci da carta, não respondi.

Me escreveu outra, falou dos sonhos que partilhamos, do que queríamos da vida, me fez lembrar dos planos, dos vinte anos. Me desafiou e insistiu. Foi entrando devagarinho, a amiga. Me perguntou de amores, de trocas. Quis saber como me saí nessas coisas de sentir. Me irritou, briguei com ela, mandei-a ir. Ela voltou, impertinente, e declarou: Daqui não saio, daqui ninguém me tira. Me recolhi, não lhe dei ouvidos. Qual é a dela? perguntei. Como me invade, tumultua minha alma, me faz cobranças? Mas ela ficou e decretou: Me ouça, é a sua chance. Falou de nós, a chata insistente.

Cedi, enfim. Me invada agora. Perguntei: Do que precisa para deixarme em paz, obstinada? E ela: De nada. Você que assuma o que a consome, dê-lhe o nome.

E respondi, de pronto, num jorro só:
Perdi confiança, perdi caminhos, o chão faltou.
Amigo vão é o que eu tinha, sem ilusão.
Amor ausente, amor descrente, tudo acabou.

Ficou feliz, a minha amiga, ao fim de tudo.
Argumentou "é isso o que é preciso":
Realidade, sem ilusão nem esperança.
Amor não era, nem amizade, nem confiança.

E me fez bem esse rompante, o desabafo.
Tinha razão a amiga chata.
Fechar uma história, dar-lhe um final, desembaraça.
Permite seguir adiante.

VINTE MINUTOS

A moça que conheço foi embora.
Deixou coisas, status e o endereço
Despojou-se, revirou baús.
Recuperou as pernas, abriu a porta
E com elas partiu, meio bambas, um pouco tortas.

Passados os dias de organizar as coisas de teto e pão, adentrou-se
Para reavaliar os afetos que continha
Estavam todos ali, os importantes.
O riso e os olhos e o todo inteiro de cada filho amado, a neta
querida, os amigos indispensáveis como a luz do sol.

Tempo de relocar os sentimentos.
As emoções perdidas de seu rumo e destino precisam ser refletidas
Expurgadas, senão continuam no mesmo lugar, a ferir com a
mesma dor.
É um processo lento que pede tempo, mas tem foco e razão.
Sabia, a moça, que sair de lá era coisa de um passo de cada vez.
E foi soltando, de camada em camada
As cascas que a protegiam e ao mesmo tempo lhe tolhiam
movimentos e horizontes.
Sentiu abandono, medo e desamparo quando se viu desnuda.
Mas saiu do casulo.

Encontrei-a no parque dia desses
Alegre, aproveitava o sol.
Feliz de encontrá-la, convidei-a para um café.
Confidenciou que quando chegou deixou-se levar de roldão na confusão generalizada das muitas gentes.

Alertaram-na que passado o tumulto se veria só, frente a si mesma e sem escudo.
Finda a barulheira, abriu a porta e se olhou no espelho.
Me contou, olho no olho, que precisou de vinte minutos para acostumar.
Ouvi tudo sem apartar, sem interromper, e entendi o tempo gasto que precisou.

Vinte minutos não tem a urgência que têm os quinze, nem o alongado da meia hora.
Vinte minutos é complacente, é compreensivo.
Cabe três vezes na hora inteira.
De vinte em vinte, este é o segredo para seguir adiante.

60! E agora?

Nos entornos dos 60 anos, filhos — voos alçados — e outras demandas interrompidas, A Vida — moça bonita — às vezes imponderável, em outras imprevisível, porém sempre dona dos que vivemos, me olhou de frente e perguntou: E agora?

E entendi que era hora de abrir uma trilha só minha.

Então comecei a escrever.

Um pouco depois criei o Blog *60! E agora?*

Recorto embalagens de filtro de café e de remédio — só as que têm o verso branco — e, quando a ideia brota, interrompo o que estou fazendo e prendo o pensamento nelas. Tentei as fichas pautadas, aquelas usadas em consultórios médicos, mas não gostei. As linhas horizontais, cerceadoras, me atrapalham. O papelão, branco e macio, permite que eu escreva na vertical, na horizontal e, dependendo do meu estado de espírito, na diagonal, talvez para que eu compreenda que, às vezes, precisamos de um viés para chegar ao ponto.

Só então textualizo os sentimentos em forma de crônica e as publico no blog. Vez ou outra me arrisco em uns poemas.

Gosto de pensar que os meus filhos e minha neta, quando eu não estiver mais aqui, se divertirão ao dizer uns aos outros: Lembram das fichinhas da mãe? E contarão historias e ficarão alegres.

Até que minha filha, Mariana, entendeu que eu deveria publicar meus textos em livro e os enviou para a apreciação de algumas editoras. A avaliação da InVerso me pegou por dentro, e em menos de três dias resolvemos tudo. E ela, A Vida, que também sabe ser generosa, me apontou um caminho largo e me convidou: Vamos?

Clévia Westphalen

LEIA TAMBÉM, DA EDITORA

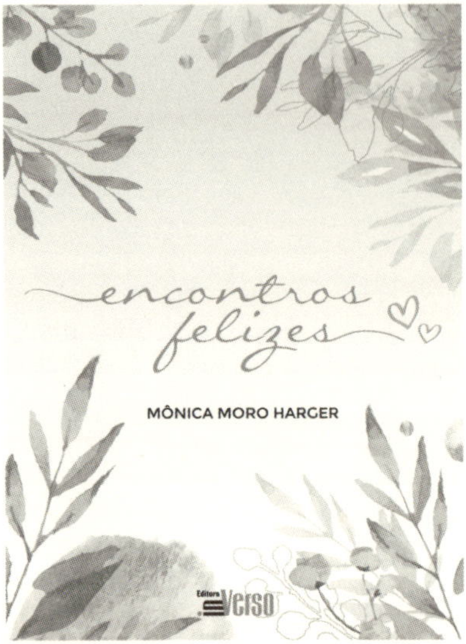

ENCONTROS FELIZES

Ao falar de si, Mônica também fala de mim, de você, de todos nós. Sua escrita nos autoriza a ter saudade, a valorizar os instantes, a priorizar o que é importante, a brindar a vida! É um convite para falar de levezas, e correr o risco de chorar um pouquinho ao trazer à tona nossas melhores memórias, aquelas que queremos eternizar. Este livro é um grande abraço que nos reconcilia com a vida. Um grande "Encontro Feliz".

Fabíola Simões - Escritora e criadora do blog "A soma de todos os afetos"

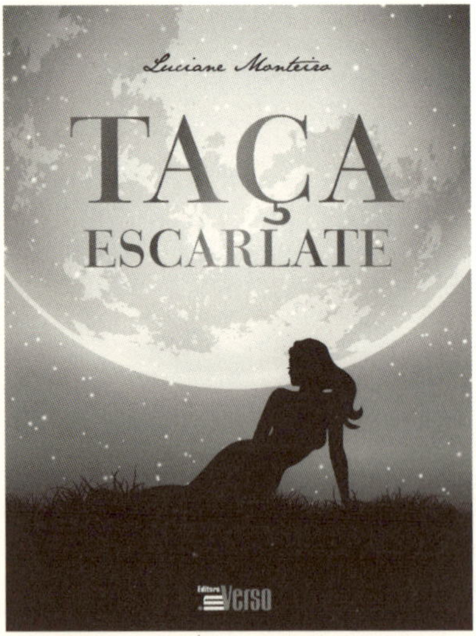

TAÇA ESCARLATE

O livro traz contos que retratam os anseios da mulher: suas buscas, batalhas e descobertas. São almas femininas que se expõem em cada narrativa; umas desfalecem enquanto outras se libertam e alcançam sua plenitude.